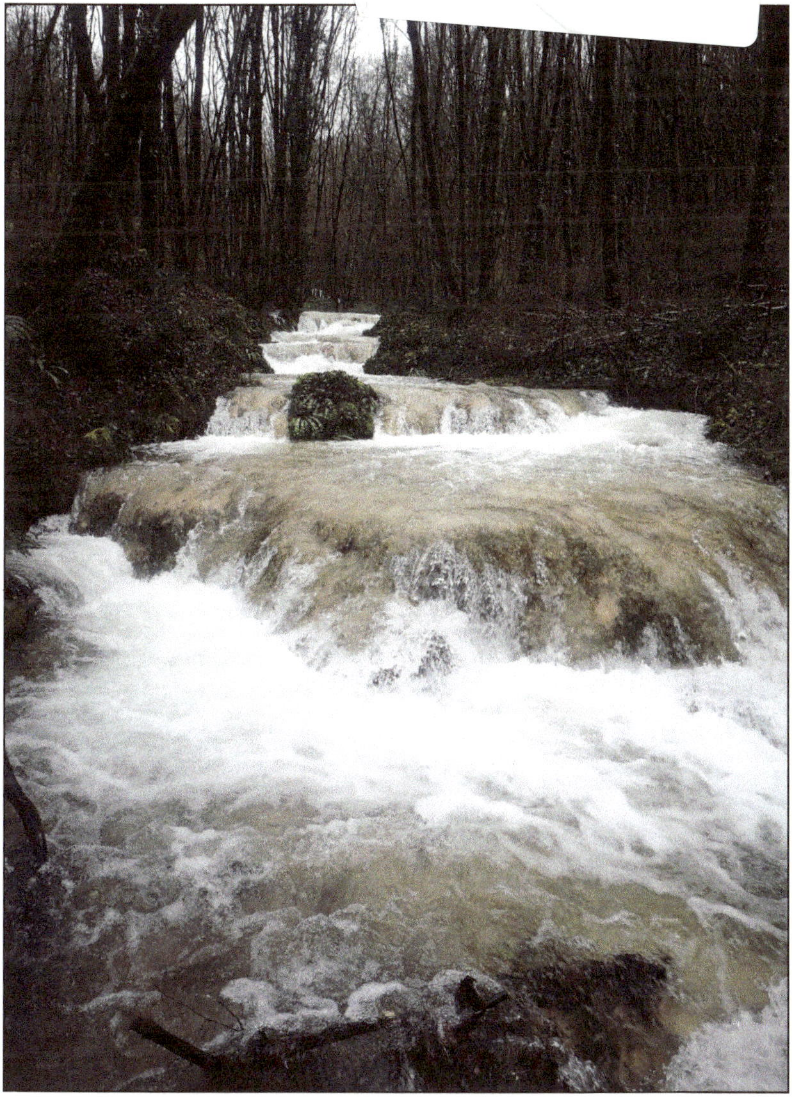

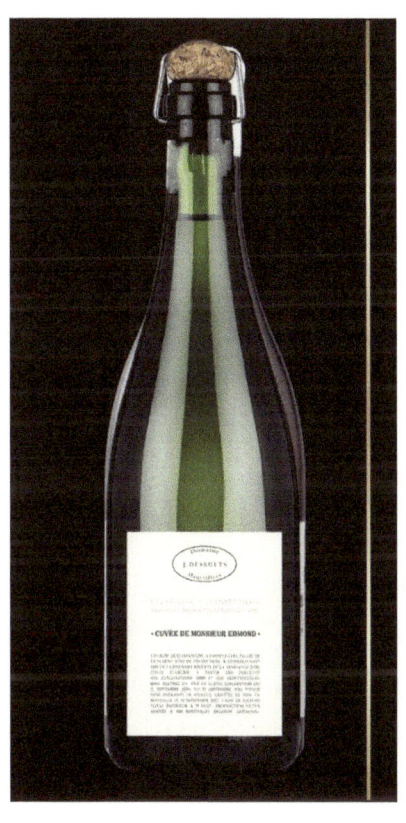

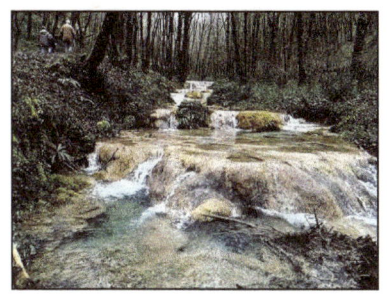

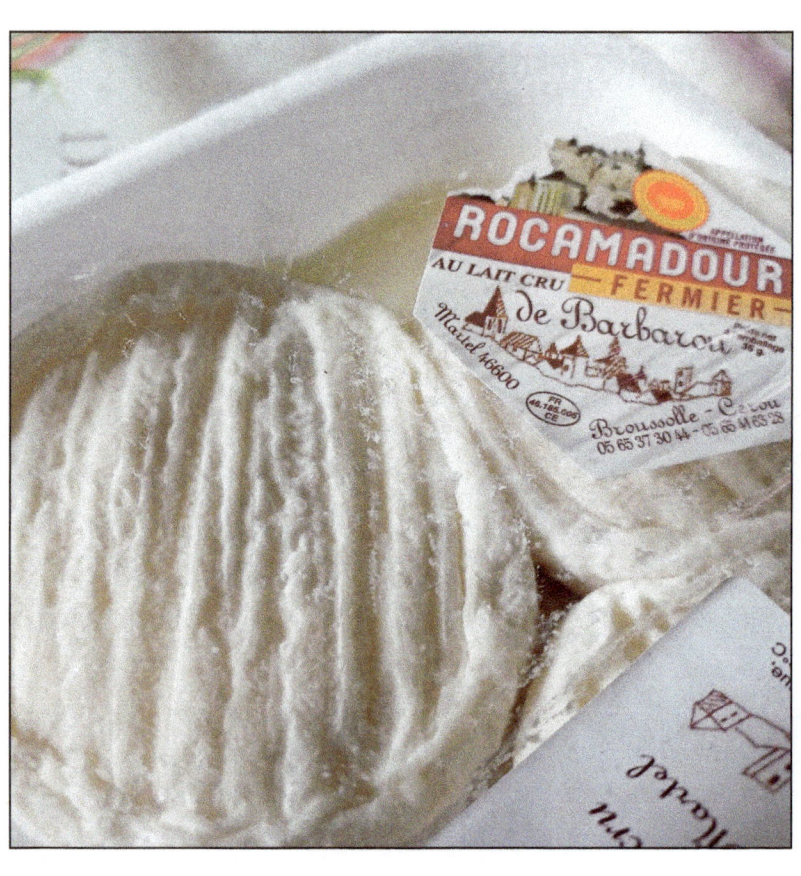

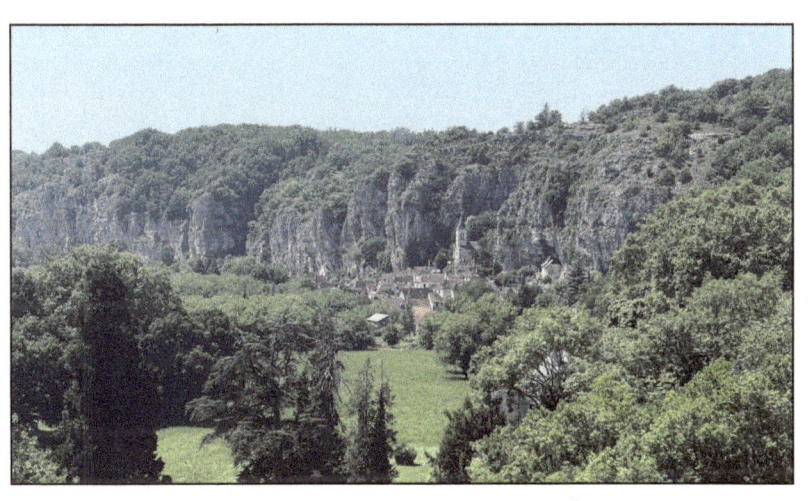

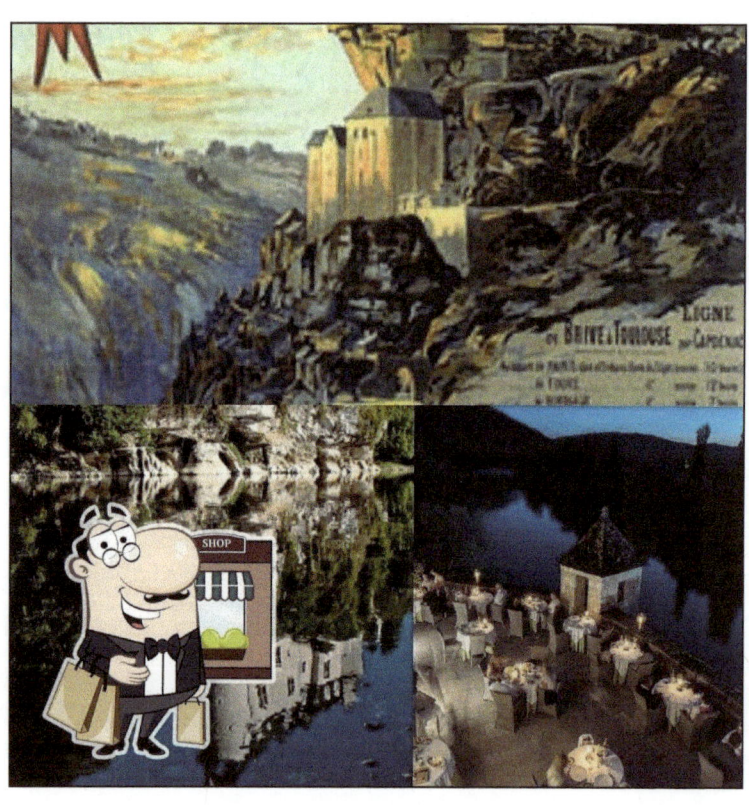

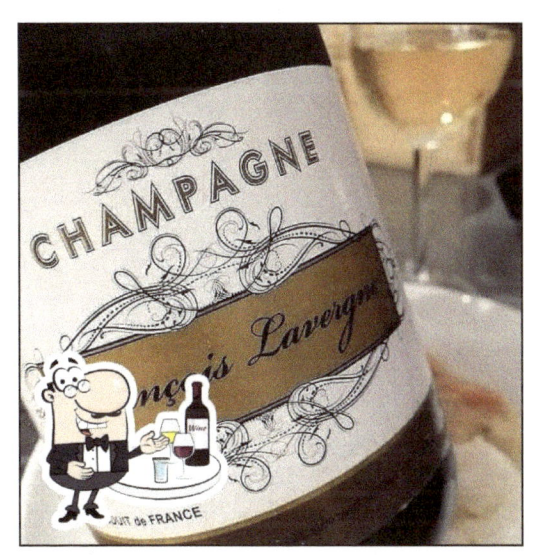

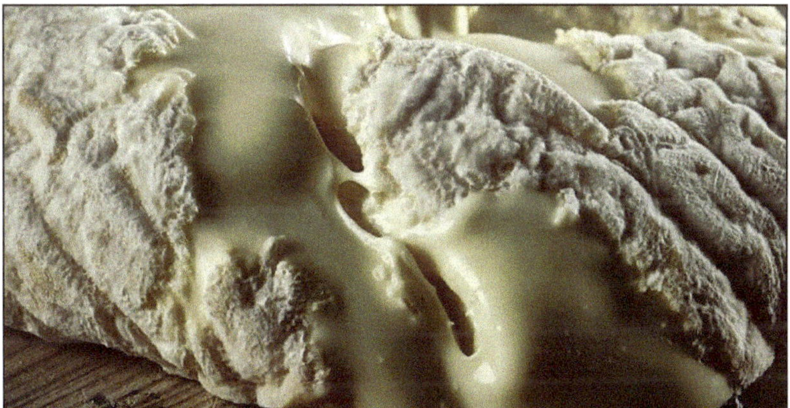

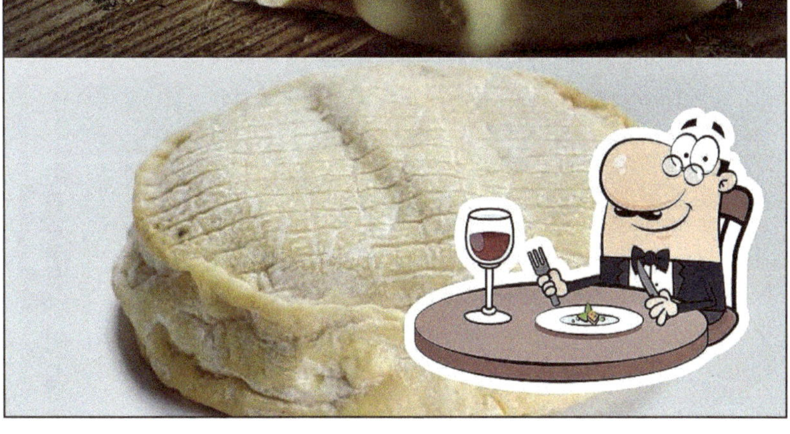

In all clinical trials, anti-EGFR therapies have been consistently ineffective in mCRC patients with KRAS mutations*. Targeting these therapies based on KRAS status will not only spare patients ineffective and toxic therapies but will also greatly reduce unnecessary costs. Je suis passé à travers les gouttes des traitements lourds mais cela m'a coûté une lourde opération. J'espère que le traitement soft que je reçois sera suffisant**. Les multiplications cellulaires peuvent se déclencher à tout moment et après on ne peut plus faire grand-chose à part opérer. Pour ce qu'il me reste d'intestins cela va être compliqué, et ce que j'ai aux poumons encore plus. Il convient donc de trouver une autre méthode. Agir sur ses cellules. La magie, la prière, la pensée. Trois axes à associer. Donner un message clair à ses cellules et à son corps. STOP. *Dans mon cas Gly13Asp (ou G13D). C'est le même principe que le virus, une protéine codante et des variants. Pas de problème pour trouver un vaccin en trois mois dans ce premier cas, ça tire la jambe quand il s'agit de cancer. L'industrie veut vendre ses médicaments. Plus de médicaments, plus de cancers ? **Lonsurf. J'en suis au troisième cycle qui se terminera le 14 juin 2024.

C'est par voie orale, ce qui rend les prises confortables même si ce n'est pas du thé. J'ai l'impression de parler de Verdun quand j'imagine mon corps intérieur. Défendant certes, mais bien abîmé. Les gènes sont incapables de s'allumer et de s'éteindre tout seuls. Ils ne s'activent pas spontanément. Un élément ou des éléments déclencheurs sont du milieu extérieur, psychiques, du mental attaqué au social. Une influence ou des influences extérieures néfastes. Le diable était une de ces visions. Le négatif contraire du positif. La haine contre l'amour, la contrainte contre la liberté. L'inverse. Chasser son contraire. Voir le soleil lorsque la lune veut vous briser. Chanter l'espoir même en prison. Sourire quand il faut pleurer. Une mauvaise alimentation joue beaucoup, pesticides, et autres intrants. La pollution morale s'ajoute à celle physique. Une destruction progressive et nos réacteurs immunitaires de défense et de reconstruction lâchent. Seuls les faibles sont soumis. On devient faible puis on cède. Une bonne alimentation ne guérit pas, elle limite la casse mais ne la provoque pas. Il faut un accord entre nos croyances subconscientes et nos pensées. Il faut d'abord changer ces premières. La représentation sociale.

Les idées reçues, le « blueprint », le plan, l'acceptation. Transformer l'expérience positive en réalité biologique. C'est le rôle de la cellule qui doit s'adapter à son nouvel environnement souvent hostile. Devenir meilleure, plus performante, moins influençable, indépendante et libre. Comme un humain. Un démarcheur téléphonique m'appelle. Je ne suis pas intéressé. Il me dit poliment : « fils de pute », je réponds « ta mère ». Un autre qui fait la manche et m'embête me dit : « gros porc ». Ce qui est un peu vrai. Touché par son amabilité, je réponds courtoisement : « cela ne me gêne pas pour t'enculer pédé ». La vraie vie y a que ça de vrai. L'élégance du bien-vivre. Paris Paris. J'attends avec impatience la réception du livre Biologie des croyances - Comment affranchir la puissance de la conscience. Je ne manquerai pas de vous retranscrire les grandes lignes de la pensée. Après un samedi actif, les dimanches sont toujours très longs. Espérant que lundi soit plus profitable et éclairé. Isaac Newton a été traduit pour la première fois en France par l'amante de Voltaire, Madame du Châtelet, ensemble en visite à Commercy chez Stanislas roi et père d'une reine de France à qui l'on doit l'inspiration de l'Ali Baba*.

Au rhum. Ils goûtèrent un gâteau de sa cuisinière Madeleine. *Première parution 1705. Le berger qui possédait des brebis avait toujours parmi son troupeau quelques chèvres. Les bergers pensaient qu'en cas de maladies, seules les chèvres seraient touchées. Lors de la fabrication fromagère, ceux-ci utilisaient l'ensemble du lait qu'ils possédaient et donc mélangeaient les laits des différents animaux. J'ai commandé du riz Nijinokirameki de Niigata pour la petite famille importé directement de riziculteurs japonais. Aussi délicieux que le Koshihikari.

Le riz a besoin de vent, et de plus de fraîcheur, tout est relatif, ce qui qui fait de la région de la mer du Japon idéale, en particulier la préfecture de Niigata reconnue également pour ses sakés droits et purs. Vous comprenez alors un peu pourquoi la Camargue, même si c'est différent. J'ai acheté des graines de fraisiers de Virginie (Fragaria virginiana), la première fraise plantée arrivée en Europe (au Jardin des Plantes), très proche de la sauvage et parente de la fraise moderne croisée avec celle du Chili chiloensis. J'en attends des miracles. Je n'ai pas la main verte. Je vais finir par arrêter définitivement les champignons et épinards.

Je l'ai déjà répété, les fibres, tannins, enveloppes, pellicules, quelles que soient la dénomination, ne sont pas digérées. Et de mon côté cela bloque tout. Ne mangez pas la peau des bananes. À l'époque où les bouteilles étaient bouchées avec de l'étoupe (chanvre grossier hemp) ou de broquelets*, Dom Pérignon rechercha un moyen plus esthétique et surtout plus propre. C'est alors qu'il eut l'idée de couler de la cire d'abeille sur le goulot des bouteilles ce qui leur assurait une herméticité parfaite. Mais, plusieurs semaines après le bouchage certaines bouteilles se mirent à exploser ce qui intrigua beaucoup Dom Pérignon ; à force de recherches il finit par découvrir que la cire d'abeille contenait du sucre et que ce sucre avait provoqué une fermentation à l'intérieur des bouteilles d'où leur nouvelle soudaine effervescence pour des vins déjà instables et légèrement frisants par nature et le fait qu'elles ne résistaient pas à la pression. Ainsi étaient née la fermentation en bouteilles, la méthode champenoise et tout simplement ce qu'est le champagne aujourd'hui. *Broquelet : avant l'apparition du bouchon de liège, cheville de bois recouverte de chanvre et de suif, tallow.

Pour le plaisir de savoir

Buena Vista Winery située à Sonoma est fondée en 1857.

Sauces : sauce hollandaise à base de beurre créée sous Louis XIV pendant la guerre de Hollande 1672-1678 qui devint la mayonnaise avec de l'huile soir de victoire française à Majorca in English par le duc de Richelieu : en 1756, le Duc de Richelieu arrière-petit-neveu du cardinal arrive vainqueur à Minorque qui sera échangée aux Anglais contre Belle-Île-en-Mer en 1763.

Le duc demande le soir même à son cuisinier un plat. Pas de crème ni de beurre pour faire sa sauce hollandaise. Il utilise l'huile d'olive locale. Minorque, Majorque. La Mallorca ; la « Mayonnaise » à Mayo est née.

Dessert : une recette MOF de crème au chocolat. Faire chauffer la crème liquide, 20 cl. Hors du feu faire fondre le chocolat (une tablette d'origine) dans la crème. Un peu de poivre, un peu de sel et c'est joué.

Champagne a la même origine que campaign qui restera en anglais avec un autre sens et qui donnera campagne en français.

Rue de Montfaucon : elle abritait le marché Saint-Germain, distinct de la foire du même nom. Rue du Four : le four banal de l'abbaye Saint-Germain était situé dans cette rue. Les banalités étaient les taxes ou droit de ban pour l'utilisation du four.

Rôti de bœuf, 25 min à 210°C sans le retourner. Escalopes de veau : les rouler et les finir au beurre. Omelettes roulées : au four à 220°C pendant 15 min sur une plaque cuisson huilée. Laisser refroidir, mettre vos ingrédients, roulez et coupez. Parfait pour une omelette aux truffes réussie. Chair à saucisse : mettre de l'harissa, pardon pour le blasphème, avec éventuellement des herbes fraîches, bien mélanger, faire des boulettes, dans une sauce tomate au four légèrement salée. Servir avec de la semoule. Ne pas mettre de l'huile d'olive dans l'eau de cuisson des pâtes, mais une bonne huile d'olive en fin de cuisson lorsque juste égouttées. Remuez à la main après quelques instants. Foie gras, le poêler assaisonné, l'assembler dans un film, le garder au frais. Y rajouter éventuellement des truffes sur le dessus. Cocktails : ajoutez une touche de saké pour bien les finir. Effet umami. Cocktails champagne et saké, le parfait effet.

De la servitude volontaire, 1576. La Boétie.

« Si l'on voit non pas cent, non pas mille hommes, mais cent pays, mille villes, un million d'hommes ne pas assaillir celui qui les traite tous comme autant de serfs et d'esclaves, comment qualifierons-nous cela ? Est-ce lâcheté ? »

Les molécules odorantes atteignent la muqueuse olfactive par deux voies : ortho-nasale (responsable de la perception des odeurs par l'inspiration) et rétro-nasale (perception des arômes des aliments et boissons mis en bouche et déglutis). Le bulbe olfactif collecte l'information de l'épithélium olfactif. Ce bulbe est une structure dans le cerveau située au-dessus de la cavité nasale. On trouve à sa périphérie une couche constituée de nombreuses bulles. Chacune est un glomérule. Chaque glomérule est connecté à une cellule dite mitrale (en forme de mitre, le chapeau des papes). Ces cellules collectent l'information de chaque glomérule et la transportent vers l'étape suivante, le cortex olfactif primaire COP : il contient le piriforme (piriformis) au rôle de mémoire associative, image, idée, odeur. Nous sommes dans le néocortex qui relie les sensations conscientes des fonctions de jugement au social et langage.

Il stimule deux zones limbiques, l'amygdale et l'hippocampe. L'amygdale traite des émotions, agréables ou désagréables tandis que l'hippocampe joue son rôle essentiel dans l'encodage et rappel des souvenirs, au carrefour des émotions et de la mémoire. Pour Aristote, l'intellect est réalité ; prédisposition à tout voir ou prévoir et de nature séparée du corps. L'inconscient, la sensation, la vision : voir ou savoir ce que les autres ne voient pas ou ne comprennent pas. « Là où est le noùs, là est le trésor. » Est-ce par la psyché [l'âme consciente anima] qu'il voit ou par le pneuma [l'esprit saint, son souffle divin] ? L'Enseigneur répondit : ni par la psyché, de anima, de l'âme, ni par l'esprit conscient, de spiritus, mais par le noùs, pneuma, le souffle de dieu qui est entre les deux. Celui qui sait. Tout est une question de mots, le corps, l'âme, l'esprit. Mais il faut révéler notre âme inconsciente, celle de dieu, la divine éternelle.

« Je portai à mes lèvres une cuillerée du thé où j'avais laissé s'amollir un morceau de madeleine. Mais à l'instant même où la gorgée mêlée des miettes du gâteau toucha mon palais, je tressaillis, attentif à ce qui se passait d'extraordinaire en moi. »

« J'avais cessé de me sentir médiocre, contingent, mortel. »

La dégustation des vins doit être un bonheur. Humer, laper, avaler, gorgées divines. Mon grand-père fermait toujours les yeux en avalant les grands vins, la tête en arrière, le gosier épanoui. Après déglutition, toujours un silence, temps de rétro-olfaction, puis le verdict tombait : il est bon.

Abracadabra. Abra : je vais créer. Kadabra : comme j'ai parlé. דברה : Deborah, Debra. Cette allocution liée au monde de la magie trouve son origine étymologique dans l'araméen. Les langues sémites se croisent : evra kedebra, אברא כדברא signifiant je créerai d'après mes paroles. Pour soigner et enlever le mal, utiliser adhadda kedhabhra : que la chose soit détruite. Arcens malum a se, qui éloigne le mal de soi, un « oni wa soto » du Japon de culture populaire : Setsubun 節分, veille du printemps de l'ancien calendrier japonais. Cette explication est forcément imparfaite n'étant ni chercheur ni linguiste. Retenons, je créerai par ma parole evra kedebra, je supprime le mal addada kedabra, et que la chose soit détruite. Soigner le mal. Mal va-t'en comme Judas. Parlons à notre limbique qui agira sur nos fonctions vitales reptiliennes de survie. Penser que l'araméen suffit car langue de Jésus est certainement une erreur. Mais prier en latin encore plus. Quel est ton God ? L'instinct de survie des espèces. Nous avons développé la pensée. Est-elle utile pour le mal ? Le néocortex parle au limbique qui se dit d'agir non avec ses codes appris mais par ce qu'il est, parce qu'il sait.

Nos enfants

Marcel : Marcellus vient de arcens malum a se, « qui éloigne le mal de soi ». Edmond signifie « qui protège ». C'est pratique. Une des phrases les plus connues de la langue française est : « revenons à nos moutons ». Notre « to be, or not to be ». L'auteur est moins connu et ce n'est pas Rabelais.

Nous étions hier le 16 mai, quatre mois après ma deuxième opération, jour de saint Marcel. Marcel revient demain de Tokyo via Shanghai pour deux semaines. Qu'il est bon de voir ses enfants. Mes problèmes de santé m'empêchent maintenant de boire et manger. Je me nourris rapidement et efficacement. Je recherche la satisfaction immédiate et la dose de satiété qui suffit à mon bonheur. Quelques regrets du passé comme une dernière cigarette. Mais c'est le passé mortel. Le goût prime. Aujourd'hui, reblochon de la Grande Épicerie.

Généralement le matin je me sens bien assez dynamique comme si la nuit passée me donnait énergie. C'est plus difficile l'après-midi. Alors sieste puis collation qui nous amène à 16h. Je fais ensuite un tour vers 17h.

À partir de 18h, la gestion du soir commence. Cela va être long jusqu'au lendemain matin. Comme à l'hôpital.

Lorsque je travaille en fin d'après-midi, il faut que je gère mes émotions et surtout mon alimentation. Je tente de ne rien ingérer de liquide ou solide trois heures avant de partir. Le problème est quand je rentre, je mange vite et bien, mais il me faut alors trois heures pour tout réguler. Le problème de ces poches à stomie, c'est qu'il faut les surveiller, les vider et éviter l'accident. Pas de répit ou excès possible. Contrit. Le clos des papes ?

Le Clos (de) Vougeot pris son nom actuel vers 1330 lorsqu'il s'entoura de murs. Au cours du pontificat de Clément VI* (1342-1352), les moines subdivisèrent le clos en trois climats majeurs définissant trois cuvées : cuvée du pape, le haut des terres, cuvée du roi, cuvée des moines. *Corrézien sur la route de Clermont. Le Clos de Vougeot restera en monopole jusqu'en 1861, famille Ouvrard à partir de 1818. Un accord parfait ? Un carré d'agneau au thym.

Origine de la Brie : lieu plat, relevant du terme de boulangerie brie.

Autrefois, le « brie », simple planche de bois robuste, se révélait indispensable dans l'arsenal du boulanger pour transformer et aplatir la pâte avec efficacité, témoignant ainsi des techniques artisanales d'antan. Ce qui nous donne : brie flat country, wooden plank baker's board, champagne campagne country.

Camembert : du latin campus, camp, champ et du nom de personne francique Manberth signifiant ainsi le domaine, champ, de Manberth. Je ne suis pas Charles de Gaulle mais François de France. Je vous ai compris.

Je croise souvent dans la rue Serge Moati, cette gauche qui a bercé ma jeunesse, mes parents étaient de droite*, dans notre immeuble ou dans la rue une égyptologue réputée dernière épouse d'Henri Verneuil, Un singe en hiver. Cette dernière a pu obtenir des médicaments à la pharmacie pour un ami à Marrakech en donnant mon nom. Elle vient de me remercier. L'influence des uns et des autres est toute relative.

*Le directeur de mon école primaire était l'adjoint du maire porte-parole du président jusqu'en 81 et co-fondateur de l'UDF.

Mes parents croyaient en l'autorité soumise. C'est Jacques Chirac qui avait trouvé un poste à ma mère jeune instructrice de retour d'Algérie en 1968 et mon père a travaillé comme conseiller pédagogique (le premier) au Muséum national d'Histoire naturelle. Quand on vient de banlieue on est fier.

Tout était encore plus cloisonné qu'aujourd'hui. Alors je suis fier par recommandation d'avoir sauvé Marrakech (en Méditerranée, on exagère toujours légèrement, non, on embellit la vie).

Mon contact avec les animaux a été transmis directement à notre fils Edmond. La génétique est surprenante parfois, elle saute des générations. En face, plage de Foussac (Pousadou) à Floirac (46) : enfance.

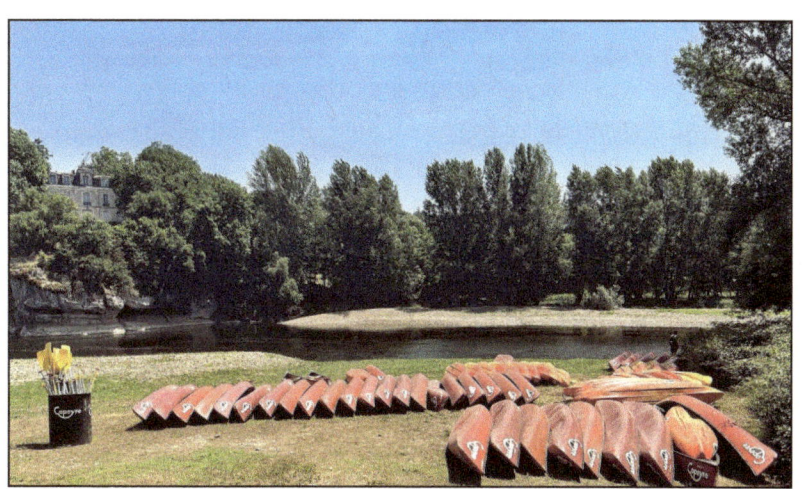

Comme en canoë ?

Les traitements sont assez lourds, et mon physique un peu contraignant. Mais après deux phases terminales je ne vais pas me plaindre. Le courant de la vie est comme celui d'un fleuve. Parfois on ne peut lutter. Il faut alors se laisser porter et être prêt dès que l'on peut rediriger. Comme en canoë ! La religion est d'abord un goût d'enfance. On croit toujours en maman. Je me réveille la nuit. Je fais des rêves intenses, des films irréels. Je relis des livres précédents, toujours des fautes, emporté par la passion de l'immédiateté. J'écris et écrivais pour survivre. Je me cite dans un désordre injustifié dû à la chute progressive de mon état : « on se trompe souvent dans la dégustation de saké. On conceptualise plutôt que de marier. Sois ton propre chien. Contente-toi de que tu as et dis merci. C'est moi qui ai le contrôle de mon corps. Inhibiteur de la protéine sos1 du gène *SOS1* pour *KRAS* mutants ? *KRAS* ne peut fonctionner sans *SOS1*. Son of sevenless homolog 1 is a protein that in humans is encoded by the *SOS1* gene. This gene encodes a protein that is a guanine nucleotide exchange factor for Ras proteins.

The *SOS1* gene provides instructions for making a protein that is involved in controlling (regulating) the activation of the Ras signaling pathway. Specifically, the pathway regulates the growth and division of cells (proliferation). Tout cela reste à vérifier. La recherche avance, moi non. Faut-il tuer. Manges-tu des mouches ? Se soigner, verbe dont je répète la définition : s'occuper de soi ou des autres ou les deux. Dans le 13ème à Paris, personne ne vient vous embêter. Aucun Roumain, ils ont peur de se faire manger. Les jeunes sont blasés comme les vieux. Ils croient avoir tout lu, vu, bu. Ils connaissent. Une émission télé leur suffit à donner un avis sur les baleines ou Bangkok, les sushis, ou les éléphants. Pas de miracle, pas de vie. Mes marqueurs tumoraux des analyses de ce matin sont bons. ACE : 1,1. CA 19-9 : 11,2. Je peux rationnellement agir sur mon limbique par la pensée en lui demandant d'agir. Il fera au mieux. L'infection vient tout aussi bien des causes que de ses conséquences. En 1916, le camembert est inclus dans la ration du soldat français. La vigne en Égypte ne fait pas partie de la flore originelle du pays. La vigne fait son apparition sur la branche occidentale du Delta vers -3200.

Début de civilisation. On servait à Napoléon un chambertin âgé de cinq ou six ans. À raison d'une bouteille de 50 cl au déjeuner et au dîner. Babylone, Bab-ilani la porte des dieux pluriel de ilu. Par extension Bab-ilu, Bab-el, Babel. L'art de la médecine consiste à distraire le malade pendant que la nature le guérit. Pour avoir de l'âme, il faut avoir du goût. Ni queue ni tête à l'image de la société. Fallait-il que je publie tous ces livres ? Cela m'a permis de tenir. Je n'ai pas œuvré pour la littérature. C'est un fourre-tout de bonnes intentions. Le réchauffement ? On ne parle plus de canicule, il fera donc 39 tous les étés. Une plante va cuire à 35 si elle n'est pas adaptée au soleil, ou bien entourée par sa biodiversité. Il faut donc s'attendre à ce que la vigne souffre de même. Alors irriguons dit-on : non l'eau n'apporte pas de l'ombre. Il faut voir demain en positif. Se satisfaire de son jour si on a tout fait au mieux de ses possibilités du jour dit. Mon Cher Dumas, je ne donne pas ma recette, elle est trop précieuse, mais venez manger du macaroni chez moi. Restaurant : terme de médecine. C'est un remède propre pour donner de la force & de la vigueur. Cortex. Piriforme (piriformis) : mémoire associative, des images aux odeurs et goûts qui en découlent.

Un peu de beau temps intérieur ferait du bien. Je ne vois qu'un mur. Orthographe : t ou pas t ? Thé ou pâté ? Allah : le mot existait avant Mahomet. L'Arabe dérive de l'araméen Elaha. Dieu. L'intelligence n'est pas forcément visible surtout quand elle est divine. La constitution de l'Italie (monarchie de 1861) est tardive ce qui explique le côté local de ses vins. On garde ses biens mais on ne s'améliore pas. Seuls les grands terroirs donnent alors de grands vins connus seulement par la région ce qui n'était pas le cas du temps de l'Empire romain, ou de la République avant lui. La Toscane n'était pas reconnue par exemple du temps des Romains pour ses grands vins. C'est le nouveau marché de l'Amérique qui fit progresser très rapidement Bordeaux. Des premiers petits achats de Thomas Jefferson en 1787 au classement de 1855, et en moins de soixante-dix ans. Les gens adeptes de la biodynamie sont en général incapables de l'appliquer à leur propre corps. Les concepts pour les autres sont souvent dangereux ou mal maîtrisés. Rendez-vous le 27 décembre 2023, 9h à l'hôpital Saint-Louis. Je pense que c'est là mon ultime chance clinique. À moi de négocier une prise en charge. Ce sera au final une opération. Lourde. Le 16 janvier.

Pr Diane Goéré. Pr François-Noël Gilly* : c'est un chirurgien brillant et très expérimenté. Vous pouvez dire au Pr Goéré que nous avons échangé par mail. Je suis maintenant à la retraite (69 ans), mais je transmets votre message à mon élève et successeur le Professeur Olivier Glehen. *RENAPE, Réseau National de prise en charge des tumeurs rares du Péritoine. Si Dieu veut me sauver il le fera. Ne rien attendre est le début de la chance. La déception ou la désillusion est sujette à espoir. Il faut croire, être prêt mais laisser faire la rivière et son flot : les fleuves m'ont laissé descendre où je voulais. Plus léger qu'un bouchon j'ai dansé sur les flots. Les Champenois font un vin blanc à partir d'un cépage, le morillon noir, raisin à pellicule noire et à pulpe blanche déjà cité par François Villon. En 1115, c'est saint Bernard qui importe de Bourgogne le morillon noir ancêtre du pinot. Les tannins, 40% de notre biodiversité, couleurs du monde, le végétal et ses protections. Je n'aime pas boire du vin en société. C'est ridicule et les gens me fatiguent. « Grand Dieu sauve le Roi » de Lully (1686) est à l'origine de l'hymne anglais God Save the King (Queen). Haendel reprit l'air et fit traduire les paroles.

C'est à l'homme de décider de faire le bien ou le mal. Il n'a pas d'excuses. S'il se trompe, il doit faire son contraire. On oublie souvent le sens des contraires. Valentin s'exprime en ces termes dans une homélie : vous êtes immortels dès l'origine. Mais il est tellement plaisant d'être vivant. J'ai trop donné et cela m'a sauvé. Principe de la dette. Debita mea.

La proportion du cépage pinot gris doit être inférieure ou égale à 30 % de l'encépagement en Bourgogne. Il en reste donc. La nicotine augmente le goût, pas le tabac ni la cigarette ni le cigare. L'action directe de la nicotine est renforcée par des effets indirects puisqu'elle peut stimuler d'autres neurones (dits glutamatergiques) qui eux-mêmes activent les neurones dopaminergiques. Sauvés ! Pour survivre aux déclarations des médecins : il ne faut pas « écouter son corps ». Vous êtes votre corps. Le mauvais, le mal est à vous. Détruisez-le.

Il faut vous parler et non vous écouter.

Cela est bien dit, répondit Candide, mais il faut cultiver notre jardin. C'est aux organes souffrants de s'orienter vers leur salut. C'est la nature qui guérit les malades. Dieu nature.

Apis mellifera mellifera corsica : abeille corse. Quand on est diminué physiquement, il est difficile de retrouver le niveau. On est encore plus sensible parce que l'on connaît son vrai problème. Si on ne le mentionne pas, finalement peu de personnes le remarque. On ne recherche pas la compassion ou l'excuse, on cherche juste à bien faire son travail, avec des moyens du bord qui sont limités, et physiquement compliqués. Hier, je suis allé manger un coq au vin au restaurant mais ils n'en avaient pas. Vous n'avez pas de coq demandais-je ?

Non Monsieur plus de coq. Et pourquoi donc ? Sans mentir, si votre ramage se rapporte à votre plumage, vous êtes le phénix des hôtes de ces bois. Les coqs ne peuvent plus produire assez alors il n'y en a plus répondit-il du ton hautain de prêtre à servant. L'homme sot qui lave ses pensées avec d'autres breuvages que le vin meurt toujours d'une mauvaise fin. Pourquoi me juger, moi qui par essence ne juge pas ?

Ne prends jamais les gens pour des cons. Ils le savent déjà et cela fait double peine. Heureusement Jésus ne peut pas se retourner dans sa tombe. Il n'est pas fou.

Il en est sorti. J'ai envie de faire des bonbons au vin. 6 grammes d'agar-agar pour une bouteille de 75 cl. Omelette roulée : j'aime bien le principe de pouvoir varier à l'infini.

Le prophète Abraham reçut l'ordre de se rendre à La Mecque. Quand il y arriva, Allah lui ordonna d'abandonner sa deuxième femme, Agar, et son fils aîné Ismaël, dans cette vallée aride, rocheuse et inhabitée. Mais bientôt les maigres provisions de dates et d'eau qu'Agar avaient emmenées vinrent à manquer et mère et fils furent pris d'une grande soif. Voyant souffrir son fils, Agar partit désespérément à la recherche d'eau. Elle courut en direction de la colline de Safa, mais ne trouva rien. Elle courut alors vers la colline de Marwah, mais elle fut de nouveau déçue. Sept fois elle fit le va-et-vient entre les deux collines. Soudain, près de l'endroit où était couché Ismaël, de l'eau jaillit de terre sur les ordres d'Allah. Cette source d'eau sera plus tard connue sous le nom de puits de Zamzam.

Abraham construisit la maison de Dieu sur le site où la Kaaba se trouve encore aujourd'hui. Selon Pythagore, notre âme provient de l'âme cosmique. Notre dieu.

Elle s'attache à un corps physique dans lequel elle est tombée. Votre mensonge préféré ? Découper l'épaule d'agneau sortie du four et en manger les meilleurs morceaux. Votre meilleur restaurant ? Bocuse. Avec lui. « Bourgogne mousseux ». Appellation de 1943 confirmée en 1984.

« Est Français tout individu né en France d'un étranger. » Juin 1889. Faut-il raccourcir les pattes d'une cigogne ou rallonger celles des canards ? En 1253, Robert de Sorbon crée un collège qui deviendra la Sorbonne en 1257. Cette essence n'était pas en moi, elle était moi. Le seul maître que Talleyrand n'ait jamais trahi est le fromage de Brie. La mort des grands rêves célestes, les démocraties tyranniques et effroyables, où les désolés ne sauront même plus ce qu'était la prière. Saucisse : devint sausage par les Normands passant la manche, les hommes du Nord, Normans. La vraie générosité envers l'avenir consiste à tout donner au présent. Ta plus grande contrainte sera l'argent. Mais si tu en as, fais attention, cela file comme le temps. Pénurie de QI. Il faut replanter. Quelles sont mes chances de survie docteur ?

Nulles, on ne survit pas à la vie.

Le problème c'est le temps que l'on en fait. Nos idées sont des outils mentaux créés par le cerveau dans le but de résoudre des problèmes. Les idées ne sont pas vraies ou fausses. Elles sont ou non utiles. L'acte de nourrir n'est-il pas de cuisiner par la nature pour la vie ? On ne peut se complaire dans le malheur, les terriens interagissent mal, ils le prennent pour eux. Un malade c'est chiant. On veut du beau, du gentil. Les Romains tiraient leurs meilleurs vins de la Campanie. Et si je t'aime, prends garde à toi. L'inspiration c'est de savoir attendre. On ne sait pas quoi faire, et d'un coup la plume vient. Bien être est mieux que mal mourir. J'aime des livres où on écrit du pur inintéressant avant l'éclair qui sort de la soupière. Apprendre une culture, c'est la goûter. Vieux corps mourants aux grandes ailes usées viennent dessécher sur des berges salées. Il n'est resté de ces corps fatigués que puretés envolées, leur âme évadée. J'ai juste un avis injuste. Il s'agit de connaître les amours et les répulsions ou attirances naturelles des choses et de les mettre en jeu.

On pourra alors modifier ce qui paraît être l'ordre immuable. J'ai du mal à me faire à la médiocrité, la mienne en premier. Surtout le dimanche quand il fait beau au lieu d'aller voir les beaux oiseaux. Madame, un café allongé s'il vous plaît. Mais où se coucher Madame ? L'auberge est une maison où l'on prend des personnes en pension, & où l'on va manger ordinairement. Mais pour m'étendre un peu davantage, j'ajoute que les tavernes (taberna pluriel tabernae), échoppes, à parler proprement, sont les lieux où l'on vend le vin à pot ou à assiette.

Vendre du vin à l'assiette signifie le vendre au détail, couvrir la table d'une nappe avec des assiettes et y servir certains mets ; à pot c'est à dire à emporter. Une ordonnance royale de 1680 permit aux taverniers de vendre des viandes qui avaient été cuites à l'avance par les maîtres rôtisseurs ou charcutiers. Peut-il sortir de Nazareth quelque chose de bon ? Philippe était de Bethsaïde, la ville d'André et de Pierre.

Je ne sais pas si le dieu des Arabes est le même que celui des Juifs. Il ne réagit pas de la même manière. Inspiré : tu mesures combien ? Jamais vu un tas de merde aussi haut. On va à Maurice cette année.

Non pardon, chez Maurice. Le père Noël au curé : j'ai aussi des boules mon père. Et en plus j'ai un beau sapin. Vous êtes Français et vous vous nommez John ? – Jean, n'en déplaise à monsieur. Si vous allez aussi vite que je vous emmerde, vous serez en avance. On ne saura jamais si les vaccins ont développé des cancers. On a légèrement modifié le système immunitaire sans maîtriser les possibles dommages collatéraux. La vie n'est pas qu'un bonheur, elle se boit sans faim d'abord. Un rabbin met de l'eau dans son vin. Le curé lui dit : quel malheur vous le baptisez. Le rabbin lui répond : non, je le coupe. 50% de l'oxygène du monde vient du plancton végétal. Remenber that Time is Money : Benjamin Franklin en 1748 au début d'Advice to a Young Tradesman.

Version araméenne adhadda kedhabhra : que la chose soit détruite. On commençait déjà à faire vieillir le nectar grâce à des bouteilles de verre opaque dont le bouchage au liège conservait avec plus de sécurité l'intégrité du breuvage. La philosophie est quelque chose d'essentiellement surnaturel. Je sens que je nourris mon corps en buvant ce vin. Déguster cela veut dire écouter. L'âme me parle. Dans la petite bourgade d'El Jem s'élèvent les ruines impressionnantes du plus grand Colisée après celui de Rome, immense amphithéâtre où pouvaient prendre place 35000 spectateurs. Cette construction du IIIe siècle illustre l'extension et la grandeur de l'Empire romain. France-Japon : partage du savoir et amour profond de la nature noble. Deus sive Natura. On peut dire des choses stupides en étant gentil, pas en étant méchante. Le beau est bon pour la santé. Buvez beau pour de bon. On ne devient pas pieux par nécessité, comme une dernière chance. L'éveil se produit par l'ensoleillement de l'essentiel, l'urgence du temps, l'erreur du passé pardonnée.

Le fromenteau (de froment pour son aspect gris de farine) était le cépage majeur de la Champagne, vin dosé en sucre et frisant. C'était un pinot gris. Styptique : astringent. Le sens du goût est le seul dans l'organisation animale qui ait une double perception, l'un à la pointe et sur les bords de la langue, l'autre à la base et au voile du palais. Le premier perçoit les saveurs acides, salées et sucrées, l'autre les saveurs alcalines, savonneuses et amères. J'ai connu un voyageur du goût qui n'aimait un vin que quand il faisait la queue de paon, peacock tail. Pépin premier roi couronné mais pas à Reims (deux fois, la deuxième par le pape en 754 à Saint-Denis, la première à Soissons en 52). Pour Reims, il faudra attendre Louis le fils de Charlemagne en 816 pour faire comme Clovis qui y fut baptisé en 496. Je reviens te chercher, je savais que tu m'attendais. Je suis la résurrection et la vie. Celui qui croit en moi vivra, quand même il serait mort. Les pauvres d'esprit ne seront pas sauvés par le vin. C'est un bonheur artificiel non un paradis. Santé ! »

Milton Keynes UK
Ingram Content Group UK Ltd.
UKHW020622050724
444973UK00006B/79